I0223309

41 Recetas De Comidas Para Prevenir el Alzheimer:

¡Reduzca El Riesgo de Contraer La Enfermedad de Alzheimer De Forma Natural!

Por

Joe Correa CSN

DERECHOS DE AUTOR

© 2017 Live Stronger Faster Inc.

Todos los derechos reservados

La reproducción o traducción de cualquier parte de este trabajo, más allá de lo permitido por la sección 107 o 108 del Acta de Derechos de Autor de los Estados Unidos, sin permiso del dueño de los derechos es ilegal.

Esta publicación está diseñada para proveer información precisa y autoritaria respecto al tema en cuestión. Es vendido con el entendimiento de que ni el autor ni el editor están envueltos en brindar consejo médico. Si éste fuese necesario, consultar con un doctor. Este libro es considerado una guía y no debería ser utilizado en ninguna forma perjudicial para su salud. Consulte con un médico antes de iniciar este plan nutricional para asegurarse que sea correcto para usted.

RECONOCIMIENTOS

Este libro está dedicado a mis amigos y familiares que han tenido una leve o grave enfermedad, para que puedan encontrar una solución y hacer los cambios necesarios en su vida.

41 Recetas De Comidas Para Prevenir el Alzheimer:

¡Reduzca El Riesgo de Contraer La Enfermedad de Alzheimer De Forma Natural!

Por

Joe Correa CSN

CONTENIDOS

Derechos de Autor

Reconocimientos

Acerca Del Autor

Introducción

41 Recetas De Comidas Para Prevenir el Alzheimer:
¡Reduzca El Riesgo de Contraer La Enfermedad de
Alzheimer De Forma Natural!

Otros Títulos de Este Autor

ACERCA DEL AUTOR

Luego de años de investigación, honestamente creo en los efectos positivos que una nutrición apropiada puede tener en el cuerpo y la mente. Mi conocimiento y experiencia me han ayudado a vivir más saludablemente a lo largo de los años y los cuales he compartido con familia y amigos. Cuanto más sepa acerca de comer y beber saludable, más pronto querrá cambiar su vida y sus hábitos alimenticios.

La nutrición es una parte clave en el proceso de estar saludable y vivir más, así que empiece ahora. El primer paso es el más importante y el más significativo.

INTRODUCCION

41 Recetas De Comidas Para Prevenir el Alzheimer: ¡Reduzca El Riesgo de Contraer La Enfermedad de Alzheimer De Forma Natural!

Po Joe Correa CSN

La enfermedad de Alzheimer es devastadora. Comienza como simples olvidos. Gradualmente con el tiempo, esta enfermedad puede destruir la comunicación y la comprensión, sumado a causar inquietud y cambios de ánimo dramáticos. Mientras esto es difícil para los amados, estos síntomas son peores para el paciente. Sin embargo, con la dieta apropiada, el inicio del Alzheimer puede ser demorado y disminuido.

El cambio de dieta es simple: incrementar el consumo de Omega 3, vitaminas A, B, C, E y K, y comidas ricas en folato, fósforo, magnesio, y selenio. Estas comidas incluyen nueces, semillas, vegetales de hojas verdes y pescado.

Muchas especias, como el curry y la cúrcuma, contienen muchas de estas vitaminas esenciales, y al mismo tiempo permiten que los alimentos exploten con sabor. Use estas recetas para reducir el riesgo de contraer Alzheimer y como una guía para una dieta y estilo de vida más saludables.

41 RECETAS DE COMIDAS PARA PREVENIR EL ALZHEIMER: ¡REDUZCA EL RIESGO DE CONTRAER LA ENFERMEDAD DE ALZHEIMER DE FORMA NATURAL!

1. Delicia de Calabacín con Relleno Asiático

Repleto de magnesio y otras vitaminas y minerales esenciales, este calabacín relleno ayuda a retener memoria. El cuerpo usa el magnesio en más de 300 formas diferentes, 50 de las cuales están en el cerebro. Comidas como esta brindan plasticidad neural, previniendo el daño y mejorando la memoria.

Ingredientes:

- 2 calabacines medianos
- 1 libra carne molida magra
- 2 cucharadas de aceite de sésamo
- 2 tazas bok choy rallado
- 1 cucharadita polvo de jengibre
- 1 diente de ajo, aplastado

- 1/2 cucharadita pimienta negra

- 1/8 cucharadita sal Kosher o marina

- 2 cucharadas salsa Hoisin

- 4 cebollas verdes, en cubos

- 1 cucharada cilantro fresco trozado

¿Cómo prepararlo?

Precalentar el horno a 375 grados.

Remover el tallo del calabacín y cortarlo longitudinalmente por la mitad. Remover las semillas, formando un bote.

Cocinar la carne molida a fuego medio/alto, desmenuzándola. Cocinar hasta que esté marrón.

En una sartén aparte, calentar el aceite de sésamo a fuego medio. Añadir el bok choy, jengibre, ajo, pimienta, salsa Hoisin y la mitad de las cebollas verdes. Cocinar hasta que el bok choy comience a marchitar. Agregar la carne y combinar.

Distribuir uniformemente la mezcla en los calabacines. Hornear en una fuente con papel manteca por 10 minutos.

Remover del horno y cubrir con las cebollas verdes restantes y cilantro fresco.

Información nutricional:

Calorías totales: 320

Vitaminas: Vitamina A 111µg, B-6 0.5mg, B-12 0.3µg, Vitamina C 31mg, Vitamina K 56µg,

Minerales: Calcio 121mg, Hierro 2mg, Potasio 773mg, Magnesio 80mg, Niacina 4mg, Fósforo 243mg, Riboflavina 0.3mg, Selenio 21µg, Tiamina 0.5mg, Zinc 3mg

Azúcares 1.7g

2. Taco de Una Olla a la Sartén

Al combinar los frijoles negros y el arroz marrón, se produce una proteína completa. Una proteína completa contiene los 9 aminoácidos, lo que previene el achicamiento del cerebro. Esta receta simple lo mantendrá satisfecho al mismo tiempo que asegura una buena nutrición para mantener a su cerebro saludable y fuerte.

Ingredientes:

- 1/2 libra carne molida extra magra
- 1/2 taza frijoles negros cocidos
- 1 taza salsa, preferentemente casera
- 2 tazas arroz marrón de grano largo, cocido
- 1/4 tazas queso cheddar rallado
- 1 cucharada cilantro fresco, en trozos

¿Cómo prepararlo?

En una sartén antiadherente grande, cocinar la carne molida hasta que esté lista. Añadir los frijoles y salsa, y dejar hervir hasta que los frijoles estén calientes. Agregar el arroz cocido, y cocinar hasta que la mezcla espese levemente.

Remover del fuego y añadir el queso cheddar. Cubrir con cilantro trozado.

Información nutricional:

Calorías totales: 263

Vitaminas: Vitamina A 25µg, B-6 0.4mg, B-12 1.4µg,

Minerales: Cobre 218 µg, Hierro 2mg, Magnesio 71mg, Niacina 5mg, Fósforo 245mg, Selenio 20µg, Zinc 4mg

Azúcares 2g

3. Rollos de Lasaña Repletos de Vegetales

Una variedad de vegetales, hacen a esta entrada de lasaña repleta de vitaminas y minerales para mantener a su cerebro activo y alerta. Cada rollo es la porción perfecta para una cena individual o una adición a una comida familiar.

Ingredientes:

- 1 (24 onzas) marinara sauce, preferentemente casera
- 1 cucharada aceite de oliva
- 1 cebolla amarilla mediana, en rodajas
- 1 1/2 tazas broccoli, en trozos
- 1 taza champiñones, picados
- Sal Kosher o marina a gusto
- 2 dientes de ajo, picados
- 1 tazas col rizada, en trozos
- 1 1/2 taza queso ricota
- 1 1/2 tazas mozzarella rallado
- 1 clara de huevo

- 1 cucharadita orégano fresco, en trozos
- 1 cucharadita albahaca fresca, en trozos
- 1/2 cucharadita pimienta negra
- 12 láminas de lasaña de trigo integral, cocidas
- 1/4 tazas queso parmesano rallado

¿Cómo prepararlo?

Precalentar el horno a 425 grados. Cubrir una fuente de 13'' x 9'' con spray antiadherente y esparcir 1 ¼ taza de marinada en el fondo.

En una sartén grande, añadir aceite y calentar a fuego medio/bajo. Saltear las cebollas hasta que ablanden. Agregar el brócoli, champiñones y una pizca de sal. Los champiñones liberarán agua. Cocinar hasta que la misma se evapore, unos 2 o 3 minutos. Añadir el ajo y col rizada, y saltear hasta que marchite. Remover del fuego.

En un tazón grande, combinar la ricota, 1 taza de mozzarella, queso Cottage, clara de huevo, orégano, albahaca y pimienta.

En una superficie plana, estirar la masa de lasaña. Añadir ¼ taza de la mezcla de queso, y esparcir uniformemente. Encima, distribuir ¼ taza de vegetales. Enrollar la masa. Poner los rollos en la fuente para horno, sin que se toquen. Rociar con 1 taza de marinada, y el queso mozzarella y parmesano restantes.

Cubrir con papel aluminio y hornear por 20 minutos, o hasta que el queso esté caliente y burbujeante.

Información nutricional:

Calorías totales: 532

Vitaminas: Vitamina A 413µg, B-6 0.6mg, B-12 1.4µg, Vitamina C 76mg, Vitamina K 300µg

Minerales: Cobre 850 µg, Hierro 4mg, Magnesio 97mg, Niacina 9mg, Fósforo 599mg, Selenio 46µg, Zinc 4mg

Azúcares 12g

4. Pollo y Brócoli en una Sartén

Repleto de vitaminas C y K, esta simple cena de 1 sartén ayuda a incrementar la energía, reduce el riesgo de ataques y mejora la memoria. El brócoli hace de esta comida un poderoso antioxidante que cualquiera puede disfrutar.

Ingredientes:

- 4 tazas floretes de brócoli
- 4 cucharadas de agua
- 2 pechuga de pollo de corral, sin piel ni hueso
- 1 diente de ajo, aplastado y picado
- 1/2 cucharadita tomillo seco
- 1/4 cucharadita romero molido
- 1/2 cucharadita salvia molida
- Sal Kosher
- Pimienta negra molida

¿Cómo prepararlo?

Precalentar el horno a 375 grados.

Rociar una fuente de hornear con spray antiadherente. Poner el brócoli en ella y rociar con agua.

Encima del brócoli, poner las pechugas de pollo. Rociar con los ingredientes restantes.

Hornear por 15 a 20 minutos, hasta que no quede rosa en el pollo.

Información nutricional:

Calorías totales: 178

Vitaminas: B-6 1mg, Vitamina C 96mg, Vitamina K 118µg

Minerales: Potasio 664mg, Niacina 9mg, Fósforo 271mg, Selenio 31µg

Azúcares 0g

5. Champiñones Portobello Rellenos de Capresse

Altos en vitamina E, estos champiñones portobello rellenos son los mejores protectores del cerebro. La vitamina E, el más potente de los aminoácidos, permite que el cuerpo y cerebro vuelvan a la normalidad, y protege a ambos del estrés, al mismo tiempo que provee energía.

Ingredientes:

- 3 cucharadas de aceite de oliva extra virgen, dividido
- 1 diente de ajo, picado
- 2 champiñones portobello grandes, ramas e interior removidos
- Sal Kosher
- 1/2 taza espinaca
- 1 taza tomates, en cubos
- 2 onzas queso mozzarella semi descremado fresco
- 2 cucharaditas vinagre balsámico
- 1 cucharada albahaca fresca, en trozos

¿Cómo prepararlo?

Precalentar el horno a 350 grados.

Combinar 2 cucharadas de aceite de oliva y ajo. Cepillar el interior y exterior de los champiñones, y rociar con sal.

En una sartén calentar el aceite restante a fuego medio. Saltear la espinaca hasta que marchite. Añadir la mitad de la espinaca a cada champiñón. Cubrir con tomate en cubos seguido de mozzarella.

Poner los champiñones rellenos en una fuente de hornear rociada con spray antiadherente. Hornear por 15 a 20 minutos, hasta que el queso se derrita. Los champiñones deberían estar blandos. Rociar con vinagre balsámico y albahaca picada.

Información nutricional:

Calorías totales: 310

Vitaminas: Vitamina D 9µg, Vitamina E 4mg, Vitamina K 62µg

Minerales: Fósforo 223mg, Selenio 21µg, Niacina 5mg

Azúcares 6g

6. Hamburguesa de Pavo con Condimento de Palta

Las paltas contienen la combinación correcta de grasas saludables y vitaminas para mejorar la función cognitiva del cerebro, incluyendo la memoria y concentración. Ayudando con el flujo de sangre saludable, las paltas también ayudan a mejorar el colesterol y previenen infartos. Cubriendo esta jugosa hamburguesa de pavo con condimento de palta no solo es delicioso y cremoso, sino una comida saludable para el cerebro.

Ingredientes:

- 6 onzas pavo molido
- Una pizca de pimienta cayena (o más)
- 1/4 cucharadita pimentón dulce ahumado
- Sal Kosher
- 1/2 avocado
- 2 cucharadas cebolla, picada
- 1 cucharada jalapeño, molido
- 2 cucharaditas jugo de lima fresco
- 1 cucharada cilantro fresco, en trozos

- 1 pan de hamburguesa de trigo integral
- 1 rodaja de queso Monterrey Jack
- 1/4 tazas rúcula bebé fresca

¿Cómo prepararlo?

Calentar el grill a fuego medio/bajo.

En un tazón pequeño, mezclar el pavo, pimienta cayena, pimentón dulce y sal. Formar hamburguesas de no más de ¾ pulgadas de espesor. Presionar con el pulgar en el centro para que no se infle. Rociar cada lado con spray antiadherente. Poner en el grill y cocinar cada lado 6 minutos, hasta que no quede rosa.

Para el aderezo de palta, aplastarla. Debería quedar cremosa, pero con grumos. Añadir la cebolla, jalapeño, jugo de lima y cilantro. Mezclar hasta que combine bien.

Poner la hamburguesa en un pan. Cubrir con queso, aderezo de palta y rúcula. Servir.

Información nutricional:

Calorías totales: 304

Vitaminas: Vitamina B6 .4mg, Vitamina B12 1µg

Minerales: Fósforo 280mg, Selenio 32µg, Niacina 6mg, Zinc 3mg, Riboflavina 0.3mg

Azúcares 3g

7. Ensalada de Salmón Súper Verde

La combinación de verdes crujientes y salmón crean la perfecta mezcla de Omega 3 y vitaminas B para alentar el mejor funcionamiento cerebral posible. Las vitaminas B mantienen aguda la memoria y los nervios protegidos, mientras que los Omega 3 permiten al cerebro mantenerse gordo y feliz.

Ingredientes:

- 1/4 tazas miel
- 1 cucharada mostaza de grano entero
- 1 cucharadas Mostaza de Dijon
- 1 cucharadas de aceite de oliva extra virgen
- 1 diente de ajo, aplastado
- 2 (4oz) porciones de salmón sin piel
- 1/2 taza Lechuga romana, en trozos gruesos
- 1/2 taza col rizada, en trozos gruesos
- 1/2 taza espinaca
- 1/2 taza rúcula bebé
- 1/2 tomate grande, en gajos

- 1/2 palta grande, sin carozo y en tiras

- 2 cucharadas granos de maíz

- 2 tiras de panceta de pavo sin nitrato, cocida y picada

¿Cómo prepararlo?

Batir la miel, mostaza de grano entero, mostaza de Dijon y ajo juntos. Verter la mitad en un plato plano con las porciones de salmón. Marinar dos horas. Refrigerar la otra mitad para usar como aderezo.

Rociar una sartén con spray antiadherente y calentar a fuego medio. Saltear el salmón hasta que esté cocido.

En un tazón grande, mezclar la lechuga romana, col rizada, espinaca y rúcula, con la cantidad de aderezo deseada. Separar en tazones para servir. Cubrir con tomate, palta, maíz, cebolla, panceta y salmón cocido. Rociar con más aderezo si lo desea.

Información nutricional:

Calorías totales: 416

Vitaminas: Vitamina A 138µg, Vitamina B6 0.6mg,

Vitamina B12 2.6µg, Vitamina D 8µg, Vitamina K 87µg,

Folato 107µg

Minerales: Potasio 980mg, Magnesio 76mg, Fósforo

380mg, Selenio 56µg, Niacina 10mg

Azúcares 3g

8. Camarones Horneados de Un Paquete

Mientras que las especias añaden profundidad de sabor a estos camarones horneados, el camarón y espinaca añaden Omega 3 y vitaminas esenciales. Éstos proveen un flujo sanguíneo mejorado, dándole al cerebro más oxígeno, promoviendo la memoria y concentración. La astaxantina encontrada en los camarones reduce el riesgo de enfermedades inflamatorias del cerebro.

Ingredientes:

- 1/2 cucharadita polvo de ajo
- 1/2 cucharadita pimentón dulce ahumado
- 1/4 cucharadita pimienta cayena
- 1/2 cucharadita orégano seco
- 1/4 cucharadita tomillo molido
- 1/4 cucharadita Sal Kosher
- 2 libras camarones grandes salvajes, sin piel ni vaina
- 2 tazas hojas de espinaca bebé
- 1 cebolla amarilla mediana, en cuartos
- 2 tomates grandes, en cuartos

- 1 libra papas rojas bebé, por la mitad
- 2 cucharadas de aceite de oliva
- 1/2 taza agua
- 2 cucharadas hojas de perejil fresco trozadas

¿Cómo prepararlo?

Precalentar el horno a 425 grados.

Combinar el ajo, pimentón dulce, pimienta cayena, orégano, tomillo y sal. Mezclar bien y dejar a un lado.

Cortar la salchicha de pavo en piezas de 1 pulgada.

Cortar 4 hojas de papel aluminio. Dividir la salchicha, camarón, espinaca, cebolla, tomate y papa en 4 porciones iguales y añadirlas al centro de cada papel. Doblar los lados hacia arriba.

Rociar con aceite de oliva y mezcla de sazón, y sacudir gentilmente para mezclar. Agregar 2 cucharadas de agua por paquete. Sellar los paquetes de papel aluminio.

Poner los paquetes en una fuente de hornear por 12 a 15 minutos. Antes de abrirlos, hacer huecos para que el vapor escape. Decorar con perejil y servir.

Información nutricional:

Calorías totales: 229

Vitaminas: Vitamina A 178µg, Vitamina B6 0.4mg, Vitamina B12 1.5µg, Vitamina C 26mg, Vitamina K 113µg

Minerales: Fósforo 365mg, Selenio 54µg, Magnesio 32mg

Azúcares 4g

9. Ensalada Azul de Pollo Grillado con Bayas

De todas las bayas, los arándanos son los más beneficiales. Cuando se los combina con frutillas y frambuesas, pueden ralentizar el progreso de la degeneración cerebral relacionada con la edad, al mismo tiempo que mejora el aprendizaje, memoria, y habilidades motoras.

Ingredientes:

- 1/4 tazas vinagre de sidra de manzana
- 2 cucharadas miel
- 1/2 taza arándanos
- 1/4 tazas aceite de oliva
- 1/4 tazas frambuesas
- 1/4 tazas frutillas, por la mitad
- 1/2 taza nueces pecanas, en trozos
- 1 taza lechuga romana, en trozos
- 1 taza espinaca bebé
- 1 taza rúcula bebé
- 2 tazas pechuga de pollo cocida, en cubos

¿Cómo prepararlo?

En una licuadora, combinar el vinagre, miel y ¼ taza de arándanos. Pulsar hasta que esté suave, y añadir aceite de oliva lentamente hasta obtener consistencia de aderezo.

En un tazón grande, combinar los ingredientes restantes. Rociar con unas cucharadas de aderezo de arándanos.

Separar en tazones y servir con más aderezo si lo desea.

Información nutricional:

Calorías totales: 518

Vitaminas: Vitamina A 137µg, Vitamina B6 1.3mg, Vitamina C 26mg, Vitamina K 125µg,

Minerales: Niacina 14mg, Fósforo 420mg, Selenio 46µg, Zinc 3mg

Azúcares: 24g

10. Salmón Ennegrecido con Jengibre y Bok Choy

No solo explota con especias este salmón, también está repleto de Omega 3 y fósforo. Éste permite que las células del cerebro saludables prosperen y se mantengan fuertes, al mismo tiempo que mejora la función cognitiva.

Ingredientes:

- 1 cucharada tomillo seco
- 1 cucharadita polvo de ajo
- 1 cucharadita polvo de cebolla
- 1 cucharada orégano seco
- 1 cucharada pimentón dulce ahumado
- 1 cucharadita pimienta roja
- Sal Kosher o marina a gusto
- 1 (6 onzas) filetes de salmón
- 2 cucharadas de aceite de oliva
- 2 cebollas verdes, en trozos
- 1 cucharada raíz de jengibre, rallada
- 2 dientes de ajo, rallados
- 2 tazas bok choy, en trozos

- 1 cucharada agua

- 1/2 lima, exprimida

¿Cómo prepararlo?

Combinar las especias en un tazón pequeño. Cubrir cada lado del salmón con la mezcla. Dejar reposar por 5 a 10 minutos.

Mientras tanto, calentar 1 cucharada de aceite de oliva en una sartén grande a fuego medio. Una vez caliente, poner el salmón con la piel hacia arriba. Cocinar hasta que el pescado empiece a dorar y se torne crujiente. Rotar, cocinar y remover.

En otra sartén mediana, calentar el aceite restante. Añadir las cebollas verdes, jengibre y ajo. Cocinar, revolviendo frecuentemente, hasta que la mezcla comience a ennegrecer. Agregar el bok choy y agua, y continuar cocinando hasta que marchite y el agua se haya evaporado.

Servir el salmón sobre el bok choy, y rociar con jugo de lima.

Información nutricional:

Calorías totales: 559

Vitaminas: Vitamina B6 0.8mg, Vitamina B12μg, Vitamina D 27μg, Vitamina K 57μg

Minerales: Fósforo 832mg, Selenio 155μg, Niacina 25mg

Azúcares: 1g

11. Ensalada de Pollo Asiática con Maní

Las hojas verdes están repletas de vitamina C, haciendo esta entrada inspirada en Asia extra beneficial. Los niveles más altos de vitamina C se encuentran en el cerebro y sus tejidos, donde la energía cerebral es usada más frecuentemente. Deje que esta ensalada regule los neuroquímicos en su cerebro.

Ingredientes:

- 1 lima, exprimida
- 2 cucharadas salsa Hoisin sauce
- 1 cucharadita miel
- 1 cucharadita raíz de jengibre, rallada
- 1 diente de ajo, rallado
- 1/4 tazas mantequilla de maní
- 2 cucharadas de vinagre de vino de arroz
- 1 cucharadita aceite de sésamo tostado
- 1/4 tazas maníes trozados
- 2 tazas pechuga de pollo cocida, en cubos
- 1 taza bok choy, en trozos

- 1 taza col rizada, en trozos

- 1 taza Repollo de Napa, en trozos

- 1/2 pimiento rojo, en rodajas finas

- 1/2 cebolla morada pequeña, en rodajas finas

- 2 cucharadas cilantro fresco, en trozos

¿Cómo prepararlo?

En una licuadora, combinar el jugo de lima, salsa Hoisin, miel, jengibre, ajo, mantequilla de maní, vinagre y aceite hasta que quede suave.

Combinar los ingredientes restantes. Añadir unas cucharadas del aderezo y sacudir para combinar. Separar en tazones para servir y decorar con cilantro fresco.

Información nutricional:

Calorías totales: 441

Vitaminas: Vitamina A 216µg, Vitamina B6 1.2mg, Vitamina C 82mg, Vitamina K 183µg

Minerales: Niacina 14mg, Magnesio 115mg, Fósforo 397mg, Selenio 32µg

Azúcares: 9g

12. Burritos de Batata y Frijoles Negros

Las batatas ricas en beta-carotenos combinadas con la perfecta proteína de los frijoles negros y arroz marrón, hacen de este burrito una fuente de energía de nutrientes para el cerebro. No solo impulsará su memoria, sino su sistema inmune completo. La batata se ha utilizado para mantener el desarrollo cognitivo en algunas de las culturas más antiguas.

Ingredientes:

- 1 batata, sin piel y en cubos
- 1 cucharada aceite de oliva
- 1 cucharada polvo de chile
- 1 cucharadita comino molido
- Una pizca de Sal Kosher
- 4 tortillas grandes de harina trigo integral
- 1/4 tazas granos de maíz
- 1/2 taza frijoles negros cocidos
- 1 taza arroz marrón de grano largo, cocido
- 1 taza lechuga romana rallada

- 1 pimiento amarillo, en rodajas

- 1/2 cebolla morada, en rodajas

- 1/4 tazas salsa

¿Cómo prepararlo?

Precalentar el horno a 400 grados.

Mezclar la batata con aceite de oliva, polvo de chile, comino y sal. Poner en una fuente de hornear y cocinar hasta que ablanden y comiencen a dorar, unos 15 a 20 minutos.

Poner las tortillas en una superficie plana, y dividir las batatas y los otros ingredientes equitativamente. Doblar y enrollar. Servir.

Información nutricional:

Calorías totales: 317

Vitaminas: Vitamina A 337µg, Vitamina B6 0.3mg,

Vitamina C 37mg

Minerales: Fósforo 207mg, Magnesio 6

Mg, Tiamina 0.4mg

Azúcares: 6g

13. Pasta con Palta

Las hierbas frescas no solo añaden sabor a cualquier plato, sino que también están repletas de nutrientes. Las vitaminas E y K, encontradas en ellas, combinadas con las grasas saludables de la palta, hacen de este plato de pasta uno completo y llenador.

Ingredientes:

- 2 cucharadas de aceite de oliva
- 6 varas de espárragos, en trozos de 1 pulgada
- 2 dientes de ajo, picados
- 1/2 cebolla amarilla, en rodajas
- 1 taza guisantes dulces, frescos o congelados
- 1 libra Pasta penne de trigo integral, cocida
- 2 cucharadas albahaca fresca, en trozos
- 2 cucharadas romero fresco, picado
- 2 cucharadas orégano fresco, en trozos
- 1 palta madura, en trozos de 1/2 pulgada
- 1/2 taza queso parmesano rallado

¿Cómo prepararlo?

En una sartén mediana, calentar aceite a fuego medio. Añadir los espárragos, ajo y cebolla. Cocinar hasta que la cebolla ablande, y agregar los guisantes dulces y la pasta. Cocinar hasta que esté caliente. Si la pasta se pega a la sartén, añadir 1 cucharada de agua.

Añadir la albahaca, orégano, palta y parmesano. Una vez que el queso comience a derretir, servir en tazones.

Información nutricional:

Calorías totales: 589

Vitaminas: Vitamina B6 0.5mg, Vitamina E 3mg, Vitamina K 50µg

Minerales: Magnesio 132mg, Fósforo 433mg, Selenio 85µg, Zinc 4mg

Azúcares: 6g

14. Lasaña de Berenjena

Repleta de vitamina K, esta lasaña libre de pasta es un impulsador del cerebro. La vitamina K regula el calcio en el cerebro, mejorando la salud general del mismo.

Ingredientes:

- 1 (24 onzas) jarra de salsa marinada, preferentemente casera
- 1 cucharada aceite de oliva
- 1 cebolla amarilla mediana, en rodajas
- 1 taza champiñones, picados
- Sal Kosher o marina a gusto
- 2 dientes de ajo, picados
- 3 tazas espinaca, en trozos
- 1 taza queso ricota
- 1 1/2 tazas mozzarella rallado
- 1/2 taza queso Cottage (pequeña cuajada)
- 2 clara de huevo
- 1 cucharadita orégano fresco, en trozos
- 1 cucharadita albahaca fresca, en trozos

- 1/2 cucharadita pimienta negra

- 2 berenjena grande, en rodajas longitudinales de 1/4 de pulgada

- 1/4 tazas queso parmesano rallado

¿Cómo prepararlo?

Precalentar el horno a 425 grados. Cubrir una fuente de 13'' x 9'' con spray antiadherente y verter 1 ¼ tazas de marinada en el fondo.

En una sartén grande, añadir aceite y calentar a fuego medio/bajo. Saltear las cebollas hasta que estén blandas y comiencen a ennegrecer. Añadir los champiñones y una pizca de sal. Continuar cocinando hasta que el agua de los champiñones evapore. Agregar el ajo y espinaca, y saltear hasta que la espinaca marchite, unos 3 minutos. Remover del fuego y enfriar.

En un tazón grande, combinar la ricota, 1 taza de mozzarella, queso Cottage, clara de huevo, orégano, albahaca y pimienta.

Acomodar las berenjenas en la fuente y añadir ¼ taza de mezcla de queso. Encima, poner ¼ taza de vegetales cocidos. Repetir el proceso hasta que no quede relleno, terminando con berenjena encima. Esparcir 1 taza de marinada encima, rociar con parmesano y mozzarella.

Cubrir con papel aluminio y hornear por 20 minutos.

Información nutricional:

Calorías totales: 315

Vitaminas: Vitamina A 210 µg, Vitamina B6 0.5mg, Vitamina B12 0.9 µg, Vitamina K 98µg

Minerales: Calcio 444mg, Potasio 1050mg, Riboflavina 0.5mg, Niacina 6mg

Azúcares: 15g

15. Hamburguesa de Atún con Rúcula u Alioli de Yogurt y Estragón

Una gran alternativa al salmón, el atún de aleta amarilla está repleto de vitaminas B. Los nutrientes encontrados en este pescado permiten una circulación de oxígeno óptima, proveyendo al cerebro con los recursos necesarios para un perfecto funcionamiento.

Ingredientes:

- 1/2 libra atún de aleta amarilla, picado
- 2 cucharadas cebolla, picada
- 1 huevo
- 3 dientes de ajo, aplastados y divididos
- 2 cucharadas pistachos picados
- 1/4 cucharadita pimienta cayena
- 2 cucharadas jugo de lima, dividido
- 1 cucharada aceite de sésamo
- 1/2 taza yogurt griego entero
- 2 cucharadas estragón fresco, en trozos
- 1/4 tazas pepino rallado

- 1/2 taza rúcula bebé
- 2 panes de hamburguesa de trigo integral

¿Cómo prepararlo?

Combinar el atún, cebolla, huevo, un diente de ajo, pimienta cayena, pistachos y 1 cucharada de jugo de lima. Formar las hamburguesas.

Calentar aceite de sésamo en una sartén a fuego medio. Poner las hamburguesas y cocinar hasta que quede un poco de rosa (o bien cocido, a su gusto).

Mientras cocina, combinar el jugo de lima restante, ajo, yogurt griego y estragón. Remover el exceso de agua del pepino y añadirlo a la mezcla de yogurt.

Esparcir la salsa en un pan, seguido de la hamburguesa de atún. Cubrir con rúcula y servir.

Información nutricional:

Calorías totales: 416

Vitaminas: Vitamina B6 1.4mg, Vitamina B12 2.8µg

Minerales: Fósforo 559mg, Niacina 23mg

Azúcares: 7g

16. Salmón con Costra de Pecanas con Brotes de Bruselas Asados

El trío de nueces pecanas, salmón y brotes de Bruselas hacen a esta comida rica en nutrientes. Este plato está completo con vitaminas B, C, D y K, y Omega 3 y Niacina. La niacina ralentiza el grado de pérdida cognitiva, permitiendo una mejorada memoria y función antioxidante para el cerebro.

Ingredientes:

- 1 libra Brotes de Bruselas, por la mitad
- 2 cucharadas de aceite de oliva, dividido
- 1 cucharadita sal, dividido
- 1/2 cucharadita pimienta negra
- 1 diente de ajo, aplastado
- 2 (6 onzas) filetes de salmón
- 1/2 taza nueces pecanas, picadas
- 1 cucharadita pimienta cayena

¿Cómo prepararlo?

Precalentar el horno a 400 grados. Rociar una fuente de hornear con spray antiadherente.

Mezclar los brotes de Bruselas con la mitad del aceite de oliva, mitad de sal, pimienta y ajo. Poner en la fuente y hornear por 15 minutos.

Cepillar el salmón con el aceite restante. Combinar con nueces pecanas, sal y pimienta cayena. Presionar la mezcla en el salmón.

Remover los brotes de Bruselas del horno y rotarlos. Poner el salmón en la misma fuente y hornear por 10 a 15 minutos, hasta que el salmón se deshaga y los brotes estén crujientes.

Información nutricional:

Calorías totales: 757

Vitaminas: Vitamina B6 0.9mg, Vitamina B12 7.8µg,

Vitamina C 82mg, Vitamina D 27µg, Vitamina K 168µg

Minerales: Fósforo 939mg, Selenio 157µg, Niacina 25mg

Azúcares: 3g

17. Chile de Batata en Olla a Presión

Rápida y fácil comida del cerebro para un día ocupado. La batata hace que este chile sin carne sea sabroso y llenador. Repleta de vitamina A y C, es el perfecto balance de riqueza y nutrición.

Ingredientes:

- 1 batata grande, sin piel y en cubos
- 1 cebolla grande, en cubos
- 1 jalapeño, sin semillas, en cubos
- 1 cucharadita polvo de ajo
- 3 cucharadas polvo de chile
- 1 cucharada comino molido
- 1 cucharadita pimentón dulce ahumado
- 1 1/2 tazas de agua
- 2 tazas frijoles negros
- 2 (14-ounce) lata de tomates en cubos

¿Cómo prepararlo?

Combinar todos los ingredientes en una olla a presión.
Cocinar a fuego mínimo por 8 horas. Servir.

Información nutricional:

Calorías totales: 228

Vitaminas: Vitamina A 497µg, Vitamina B6 0.6mg,
Vitamina C 51mg

Minerales: Fósforo 231mg, Magnesio 96mg, Tiamina
1.5mg

Azúcares: 10g

18. Pollo al Coco y Anacardos de Cocción Lenta con Vegetales

Disfrute este plato asiático con un acompañamiento de vitaminas y minerales esenciales. Una gran cantidad de vitamina B6 ralentiza el encogimiento del cerebro y reduce la atrofia de la materia gris en áreas más susceptibles a la pérdida de memoria.

Ingredientes:

- 3 pechugas de pollo sin piel ni hueso
- 1 cebolla, en cubos
- 1 (14oz) can leche de coco sin endulzar
- 1 taza agua
- 1/2 taza anacardos picados
- 2 cucharadas de pasta de tomate
- 2 diente de ajo, aplastado
- 2 cucharaditas salsa Hoisin sauce
- 1 cucharadita cúrcuma
- 1/2 cucharadita polvo de curry
- 1/2 cucharadita pimienta cayena

- 1 zanahoria, sin piel y en cubos

- 3 tallos de apio, en cubos

- 4 papas rojas, con piel, en cuartos

- 2 tazas col rizada, en trozos

¿Cómo prepararlo?

Combinar todos los ingredientes en una olla presión, excepto la col rizada. Cocinar por 8 horas al mínimo o 4 horas al máximo.

Añadir la col rizada y cocinar 5 minutos más, hasta que marchite. Servir.

Información nutricional:

Calorías totales: 570

Vitaminas: Vitamina A 314µg, Vitamina B6 1.0mg, Vitamina C 58mg Vitamina K 253µg

Minerales: Magnesio 153mg, Fósforo 465mg, Selenio 33μg

Azúcares: 10g

19. Sándwich de Ensalada de Salmón

Una opción liviana, este sándwich de salmón contiene selenio. Actuando como antioxidante, el selenio repara las células nerviosas, previniendo el declive cognitivo.

Ingredientes:

- 8 onzas salmón, cocido y en escamas
- 3 cucharadas yogurt griego entero
- 2 cucharaditas jugo de lima
- 2 cucharadita estragón fresco, en trozos
- 1 cucharadita eneldo seco
- 4 rodajas tomate
- 4 rodajas cebolla morada
- 1/2 taza espinaca bebé
- 4 rodajas pan de trigo integral, tostado

¿Cómo prepararlo?

Combinar el salmón, yogurt, lima, estragón y eneldo. Mezclar bien y añadir más sazón de ser necesario.

Dividir el salmón en 2 rebanadas de pan integral. Cubrir con tomate, cebolla y espinaca. Poner la segunda rebanada de pan encima y servir.

Información nutricional:

Calorías totales: 345

Vitaminas: Vitamina B6 0.5mg, Vitamina B12 3.3µg, Vitamina D 11µg, Vitamina K 55µg

Minerales: Fósforo 493mg, Selenio 78µg, Niacina 13mg

Azúcares: 6g

20. Pollo Griego y Ensalada de Espinaca con Aderezo de Yogurt

Combinadas con la espinaca, las nueces hacen de esta ensalada una súper comida con sabor mediterráneo. Los antioxidantes protegen contra la degeneración, mientras que las vitaminas B dan energía y nueva vida a las células del cerebro.

Ingredientes:

- 4 diente de ajo, aplastado, dividido
- 2 cucharaditas orégano seco
- 2 cucharadas jugo de limón, dividido
- 1 cucharada aceite de oliva
- 2 pechuga de pollo sin piel ni hueso
- 1/2 taza pepino rallado
- 1 taza Yogurt griego
- 2 cucharaditas eneldo seco
- 4 tazas espinaca
- 1/4 tazas nueces
- 1/4 tazas queso feta

¿Cómo prepararlo?

Combinar 2 dientes de ajo, orégano, 1 cucharada de jugo de limón y aceite de oliva. Verter sobre el pollo. Dejar reposar por 30 minutos. Luego, cocinar en una sartén a fuego medio hasta que no quede rosa. Dejar a un lado.

En un tazón pequeño, combinar el pepino, yogurt, eneldo, ajo y jugo de limón. Mezclar bien.

Dividir la espinaca en dos tazones. Añadir 1 cucharada del aderezo de yogurt y mezclar hasta cubrir las hojas. Cubrir con nueces, queso feta y el pollo. Servir.

Información nutricional:

Calorías totales: 452

Vitaminas: Vitamina A 319µg, Vitamina B6 1.2mg, Vitamina K 317µg

Minerales: Fósforo 481mg, Selenio 36μg, Riboflavina 0.5mg, Niacina 10mg

Azúcares: 7g

21. Salmón Sellado con Espinaca y Tomates Secos

Esta podría ser la receta más simple, repleta de sabor y una abundancia de vitaminas y minerales. Con más de la recomendación diaria de vitamina B12, vitamina D y Niacina, esta receta simple impulsará sus habilidades cognitivas.

Ingredientes:

- 2 (8oz) filetes de salmón
- Sal y pimienta a gusto
- 1 cucharada aceite de oliva, dividido
- 1 diente de ajo, aplastado
- 1/2 taza tomates secos, en trozos
- 2 tazas espinaca

¿Cómo prepararlo?

Sazonar ambos lados del salmón con sal y pimienta. Calentar la mitad del aceite de oliva en una sartén a fuego medio. Poner el salmón con la piel hacia abajo. Cocinar 6 minutos y rotar.

Mientras tanto, en una sartén aparte, calentar el aceite restante. Una vez caliente, añadir el ajo y tomates secos. Cocinar hasta que arrojen aroma, 1 o 2 minutos. Añadir la espinaca y cocinar hasta que marchite. Servir sobre el salmón.

Información nutricional:

Calorías totales: 597

Vitaminas: Vitamina B6 0.9mg, Vitamina B12 9.6µg, Vitamina D 33µg, Vitamina K 84µg

Minerales: Potasio 1944mg, Fósforo 1037mg, Selenio 191µg, Niacina 31mg

Azúcares: 5g

22. Ensalada de Bayas y Manzana con Aderezo de Sidra

Esta ensalada crujiente y refrescante es la comida liviana perfecta de una noche de otoño. Una variedad de hojas verdes, llenan esta ensalada con vitamina K, fortaleciendo las células cerebrales y nervios.

Ingredientes:

- 1 cucharada miel
- 1/4 tazas jugo de manzana
- 3 cucharadas de vinagre de sidra de manzana
- 2 cucharadas de aceite de oliva
- 1 taza lechuga romana
- 1/2 taza rúcula bebé
- 1/2 taza espinaca
- 1/2 taza col rizada
- 1 manzana gala mediana, en rodajas finas
- 1/4 tazas moras
- 1/4 tazas arándanos

¿Cómo prepararlo?

Combinar la miel, jugo, vinagre y aceite en una licuadora. Pulsar hasta que esté bien combinado.

En un tazón grande, combinar los ingredientes restantes con 2 o 3 cucharadas de aderezo. Dividir en bowls. Servir con más aderezo encima. Puede añadir pollo o salmón si lo desea.

Información nutricional:

Calorías totales: 234

Vitaminas: Vitamina C 27mg, Vitamina K 149µg

Minerales: Folato 49µg, Magnesio 26g

Azúcares: 22g

23. Envuelto de Espinaca de Pollo y Manzana

El apio agregado a este envuelto, o cualquier comida, es una opción baja en calorías con gran beneficio para el cerebro. Sin cambiar el sabor de ninguna receta, el apio mejora el flujo de oxígeno al cerebro, promoviendo células y un funcionamiento general saludables.

Ingredientes:

- 1 pechuga de pollo sin piel ni hueso, rallado
- 1 manzana mediana, en cubos
- 2 tallo de apio, picado
- 2 cucharadas cebolla, picada
- 3 cucharadas yogurt griego entero
- 2 cucharaditas miel
- 1/2 taza espinaca
- 2 tortillas grandes de trigo integral

¿Cómo prepararlo?

Combinar todos los ingredientes excepto la espinaca y tortilla.

Poner las tortillas en una superficie plana. Dividir la espinaca en ellas, y cubrir con la mezcla de pollo. Doblar y enrollar la tortilla. Servir.

Información nutricional:

Calorías totales: 256

Vitaminas: Vitamina B6 0.6mg, Vitamina K 44μg

Minerales: Fósforo 260mg, Selenio 28μg, Niacina 6mg

Azúcares: 15g

24. Atún Ennegrecido con Salsa de Mango y Palta

Tome un descanso del salmón y obtenga más vitamina B con el atún de aleta amarilla. Una gran alternativa al salmón, este atún contiene suficiente vitamina B para darle energía extra y mejorar la concentración.

Ingredientes:

- 1 cucharadita pimienta cayena
- 1/2 cucharadita polvo de ajo
- 1/2 cucharadita polvo de cebolla
- 1/4 cucharadita Sal Kosher
- 1/2 cucharadita pimienta negra
- 1 cucharadita pimentón dulce
- 1 cucharadita polvo de chile
- 1 cucharada aceite de oliva
- 2 (6 onzas) Filetes de atún de aleta amarilla
- 1 tomate grande, en cubos
- 1 cebolla morada pequeña, en cubos
- 1/4 tazas mango, en cubos
- 1 cucharada jugo de lima

- 2 cucharadita cilantro fresco, en trozos
- 1 cucharada pimiento jalapeño, picado

¿Cómo prepararlo?

Combinar la pimienta cayena, polvo de ajo, polvo de cebolla, sal, pimienta, pimentón dulce y polvo de chile. Cepillar los filetes de atún con aceite de oliva y sazonar bien con la mezcla de especias.

Calentar una sartén a fuego medio, poner el atún y cocinar hasta que el primer lado comience a ennegrecer. Rotar y continuar cocinando unos 3 minutos.

En un tazón mediano, combinar los ingredientes restantes. Dejar reposar 5 minutos, y servir encima del atún cocido.

Información nutricional:

Calorías totales: 370

Vitaminas: Vitamina B6 2.4mg, Vitamina B12 4.7µg

Minerales: Fósforo 682mg, Selenio 207µg, Niacina 43mg

Azúcares: 7g

25. Envueltos en Lechuga de Pollo y Maní

Esta entrada sin carbohidratos está repleta de vitamina K, un componente clave anti envejecimiento, que mantiene la mente aguda. Provee y regula el calcio a las células del cerebro, manteniendo el funcionamiento del mismo.

Ingredientes:

- 1 libra pollo picado
- 1 cucharada aceite de sésamo
- 2 dientes de ajo, picados
- 1 cebolla amarilla, en cubos
- 2 cucharadas mantequilla de maní cremosa
- 1 cucharada miel
- 2 cucharadas de vinagre de arroz
- 2 cucharadas salsa Hoisin
- 1 cabeza de lechuga
- 1/2 taza zanahorias ralladas
- 1/2 taza pepino, en cubos pequeños
- 1/2 taza pimiento rojo, en cubos pequeños
- 1/4 tazas cebollas verdes en rodajas

- 3 cucharadas cilantro fresco, en trozos

¿Cómo prepararlo?

En una sartén, cocinar el pollo hasta que no quede rosa. Remover el exceso de líquido y dejar a un lado.

En una sartén pequeña, calentar el aceite de sésamo. Añadir el ajo y cebolla, y cocinar hasta que ablanden. Agregar la mantequilla de maní, miel, vinagre y salsa Hoisin. Batir hasta que quede suave. Hervir, reducir el fuego y cocinar por 2 minutos. Añadir el pollo cocido gradualmente, hasta que quede bien cubierto.

Cuidadosamente remover y separar las hojas de lechuga. En cada una, verter 2 cucharadas de la mezcla de pollo y cubrir con zanahoria, pepino, pimienta, cebolla y cilantro. Servir.

Información nutricional:

Calorías totales: 299

Vitaminas: Vitamina A 237µg, Vitamina B6, 0.6mg,

Vitamina C 31mg, Vitamina K 63µg

Minerales: Riboflavina 0.3mg, Niacina 7mg

Azúcares: 11g

26. Filete Sellado con Tomates Horneados y Espinaca

Estrictamente encontrado en la carne, esta suculenta receta de filete de res contiene carnosina, que es un nutriente poco conocido pero poderoso. La carnosina se crea con dos aminoácidos encontrados en músculos y tejido cerebral. Mantener la carnosina es importante para prevenir procesos degenerativos en el cerebro, y el envejecimiento prematuro.

Ingredientes:

- 2 tomates grandes
- 2 cucharadas de aceite de oliva, dividido
- 2 diente de ajo, aplastado y dividida
- 1/2 cucharadita cúrcuma molida
- 1/2 cucharadita comino molido
- 1/2 cucharadita polvo de chile
- 1 cucharadita pimentón dulce
- 1/4 cucharadita pimienta negra
- 2 (6 onzas) Filetes de solomillo
- 1/2 cucharadita sal

- 3 tazas espinaca

¿Cómo prepararlo?

Precalentar el horno a 400 grados. Cubrir los tomates con 1 cucharada de aceite de oliva y la mitad del ajo. Hornear por 15-20 minutos, o hasta que ablanden.

Combinar la cúrcuma, comino, polvo de chile, pimentón dulce y pimienta negra. Cubrir los filetes de cada lado con la mezcla de especias.

En una sartén mediana, calentar una cucharada de aceite a fuego medio. Cocinar los filetes a término medio.

Remover los filetes. Añadir la espinaca y el ajo restante a la misma sartén. Cocinar a fuego medio hasta que marchite. Servir con el filete y el tomate horneado.

Información nutricional:

Calorías totales: 346

Vitaminas: Vitamina A 195µg, Vitamina B6 0.9mg, B12 1.6µg, Vitamina K 161µg

Minerales: Fósforo 317mg, Selenio 43µg, Zinc 7mg

Azúcares: 2g

27. Hamburguesas de Salmón y Bok Choy, con Alioli de Wasabi y Lima

Típicamente pasado por alto, el wasabi es una gran forma de agregar nutrientes a una receta. El wasabi contiene muchas vitaminas y minerales, y es conocido por ayudar con la inflamación.

Ingredientes:

- 2 (6 onzas) filetes de salmón, picado
- 3 claras de huevo
- 2 cucharaditas eneldo seco
- 2 cebollas verdes, en cubos
- 1 cucharada jugo de limón
- 3 cucharadas pan Panko rallado de trigo integral
- 1/2 cucharadita Sal Kosher
- 2 cucharadas de aceite de oliva, dividido
- 1 cucharada jengibre rallado
- 2 dientes de ajo, rallados y divididos
- 3 tazas bok choy
- 3 cucharadas mayonesa

- 3 cucharadas jugo de lima
- 1 cucharadita pasta de wasabi (más si lo desea)
- Agua, lo necesario

¿Cómo prepararlo?

Combinar el salmón, huevo, eneldo, cebollas verdes, jugo de limón, panko y sal. Mezclar bien y formar las hamburguesas.

En una sartén mediana, calentar la mitad del aceite de oliva a fuego medio. Cocinar las hamburguesas de salmón hasta que doren. Rotar y continuar cocinando.

Mientras tanto, calentar el aceite restante a fuego medio. Añadir la mitad del ajo y jengibre. Cocinar hasta que el ajo comience a ennegrecer. Agregar el bok choy y cocinar hasta que marchite.

En un tazón pequeño, combinar la mayonesa, jugo de lima, pasta de wasabi y ajo restante. Mezclar bien y añadir agua si es necesario.

Servir el salmón sobre el bok choy. Rociar con el alioli de wasabi y lima.

Información nutricional:

Calorías totales: 626

Vitaminas: Vitamina A 346µg, Vitamina B6 1.3mg, Vitamina B12 8.3µg, Vitamina C 70mg, Vitamina D 19µg, Vitamina K 122µg

Minerales: Fósforo 557µg, Selenio 67µg, Niacina 16mg

Azúcares: 5g

28. Sopa de Frijoles Blancos y Pollo de Cocción Lenta

Una gran alternativa a los frijoles negros, los frijoles cannellini son igual de beneficiosos. Añaden un sabor y textura más mantecoso, y son muy versátiles en sopas livianas, chiles y estofados. Estos frijoles mejoran la habilidad cognitiva y detoxifican.

Ingredientes:

- 1 cucharadita salvia fresca, en trozos
- 1 cucharadita romero fresco, en trozos
- 1 libra pechugas de pollo sin piel ni hueso, en trozos de 1 pulgada
- 1 cebolla pequeña, en cubos
- 2 zanahorias medianas, sin piel y en cubos
- 2 tallos de apio grandes, en cubos
- 2 tomates grandes, en cubos
- 3 cucharadas de pasta de tomate
- 3 tazas caldo de hueso de pollo
- 1 taza agua
- 2 tazas frijoles cannellini

- 2 tazas col rizada, en trozos

¿Cómo prepararlo?

Combinar todos los ingredientes, excepto por la col rizada, en una olla a presión. Cocinar a fuego máximo por 4 horas o mínimo por 8 horas. Antes de servir, añadir la col rizada y cocinar unos minutos hasta que marchite. Servir en tazones.

Información nutricional:

Calorías totales: 313

Vitaminas: Vitamina A 210µg, Vitamina B6 0.8mg, Vitamina C 65mg, Vitamina K 254µg

Minerales: Fósforo 373mg, Selenio 25µg, Niacina 13mg

Azúcares: 4g

29. Palta Rellena de Camarón

El camarón y la palta son una gran pareja, no solo en recetas sino en crear una comida bien balanceada en vitaminas y minerales importantes. Ambos contienen grasas saludables y colesterol para mejorar la función cerebral, flujo sanguíneo, y unos saludables nervios y células nerviosas. Todo esto va junto para prevenir la degeneración cognitiva.

Ingredientes:

- 2 paltas
- 2 tazas camarones cocidos, en cubos
- 1 tallo de apio, picado
- 2 cucharadas cebolla, picada
- 2 cucharadita eneldo seco
- 1/4 tazas yogurt griego entero
- 1 cucharada mayonesa
- 1 cucharadita jugo de limón

¿Cómo prepararlo?

Cortar las paltas por la mitad, remover el carozo y quitar un poco de pulpa para formar un bote. Poner la pulpa en un tazón mediano. La piel puede ser dejada o removida.

Hacer un puré con la pulpa. Combinar con los ingredientes restantes, y rellenar en los botes de palta. Servir.

Información nutricional:

Calorías totales: 423

Vitaminas: Vitamina B6 0.7mg, Vitamina B12 1.4µg, Vitamina K 57µg

Minerales: Fósforo 428mg, Selenio 56µg

Azúcares: 3g

30. Ensalada Caliente de Garbanzos

Mientras que típicamente se usan para el humus, los garbanzos son frijoles muy versátiles. En esta ensalada caliente, los garbanzos añaden proteína, al mismo tiempo que mejoran la memoria. Esta ensalada es una gran comida para mejorar la calidad del sueño, el cual el cerebro necesita para regenerarse cada día.

Ingredientes:

- 1 cucharada aceite de oliva
- 1 cebolla morada pequeña, en cubos
- 1 pimiento rojo pequeño, en cubos
- 2 diente de ajo, aplastado
- 1 tomate mediano, en cubos
- 2 tazas garbanzos
- 2 tazas Espinaca
- 2 cucharadas albahaca fresca, en trozos
- 1/2 taza queso parmesano rallado
- 1 cucharada jugo de limón

¿Cómo prepararlo?

Calentar el aceite de oliva en una sartén a fuego medio. Una vez caliente, añadir la cebolla, pimiento y ajo. Cocinar hasta que las cebollas ablanden. Añadir el tomate, espinaca y garbanzos. Cocinar hasta que la espinaca marchite y los garbanzos estén calientes. Agregar la albahaca y parmesano y calentar hasta que derrita. Verter en platos y rociar con jugo de limón antes de servir.

Información nutricional:

Calorías totales: 316

Vitaminas: Vitamina K 115μg

Minerales: Fósforo 293mg, Folato 159μg

Azúcares: 8g

31. Pimiento Relleno de Taco

¡Una gran alternativa baja en carbohidratos al taco tradicional! La mezcla de frijoles negros y arroz marrón no solo combina para hacer una perfecta proteína, sino que hacen de este pimiento pequeño una comida llenadora.

Ingredientes:

- 2 pimientos rojos grandes
- 1 cucharada aceite de oliva, dividido
- 1 diente de ajo, aplastado
- 1 cebolla pequeña, en trozos
- 1 taza frijoles negros, cocidos
- 1 taza arroz marrón cocido
- 2 tazas salsa, preferentemente casera
- 1/4 tazas cilantro fresco, en trozos
- 1/4 tazas queso cheddar rallado

¿Cómo prepararlo?

Precalentar el horno a 375 grados.

Cortar las partes superiores de los pimientos, y remover cuidadosamente las semillas, creando un tazón. Poner en una fuente de hornear rociada con spray antiadherente.

Calentar aceite de oliva en una sartén a fuego medio y añadir las cebollas y ajo. Mezclar con los frijoles, arroz y salsa. Cocinar hasta que haya calentado.

Verter la mezcla en los pimientos y cubrir con queso. Hornear por 20 a 25 minutos, hasta que los pimientos estén blandos y el relleno caliente.

Información nutricional:

Calorías totales: 536

Vitaminas: Vitamina A 325µg, Vitamina B6 1.1mg, Vitamina C 261mg, Vitamina E 8mg, Vitamina K 44µg

Minerales: Magnesio 138mg, Fósforo 387mg, Folato 180µg, Tiamina 0.5mg

Azúcares: 15g

32. Albóndigas Especiadas con Arroz Negro y Tomate

Todos aman una buena albóndiga. Pruebe algo fuera de lo normal con esta albóndiga especiada. Contiene cúrcuma, una especia poco conocida, que hacen de esta comida un poderoso agente anti inflamatorio. Además, la cúrcuma es un fuerte antioxidante, y ha mostrado mejorar la regeneración de células en el cerebro.

Ingredientes:

- 1 taza pan Panko rallado de trigo integral
- 1 libra carne molida extra magra
- 2 claras de huevo
- 1 cebolla pequeña, en cubos y dividida
- 4 dientes de ajo, aplastados y divididos
- 1 cucharadita cúrcuma
- 2 cucharaditas pimentón dulce
- ¼ cucharadita pimienta cayena
- ½ cucharadita comino molido
- 2 cucharadas perejil fresco, en trozos
- 2 cucharadas cilantro fresco, en trozos

- 1 cucharada aceite de oliva

- 2 tazas arroz marrón, cocido

- 1 (14 onzas) lata de tomates en cubos

¿Cómo prepararlo?

Precalentar el horno a 400. Rociar una fuente de hornear con spray antiadherente. En un tazón grande, combinar el pan panko, carne molida, claras de huevo, la mitad de la cebolla y ajo, cúrcuma, pimentón dulce, pimienta cayena, comino, perejil y cilantro. Mezclar bien y formar bolas de 1 pulgada. Poner en la fuente y hornear por 15 a 20 minutos.

En una sartén, calentar el aceite de oliva a fuego medio. Añadir la cebolla y ajo restantes y cocinar hasta que ablanden. Agregar el arroz y tomates. Cocinar hasta que caliente. Servir las bolas de carne sobre el arroz.

Información nutricional:

Calorías totales: 551

Vitaminas: Vitamina A 81µg, Vitamina B6 0.9mg, Vitamina B12 3.3µg, Vitamina C 24mg, Vitamina K 56µg

Minerales: Fósforo 442mg, Selenio 49µg, Zinc 8mg, Riboflavina 1.6mg, Niacina 12mg

Azúcares: 8g

33. Camarón a las Hierbas con Cuscús

El camarón es típicamente pensado como una fuente de grasas saludables y colesterol. Sin embargo, es una de las comidas más completas. En adición, el camarón es alto en antioxidantes y minerales. Esto permite que ayude en la salud del cerebro y el cuerpo.

Ingredientes:

- 2 cucharadas de aceite de oliva
- 1 pimiento rojo, en cubos
- 1/2 libra espárragos, en trozos de 1 pulgada
- 1 cebolla pequeña, en cubos y dividida
- 4 dientes de ajo, aplastado y divididos
- 1 libra camarones crudos, sin piel ni vaina
- 2 cucharadas jugo de limón
- 1 cucharada albahaca fresca, en trozos
- 2 cucharaditas orégano fresco, en trozos
- 2 cucharaditas romero fresco, en trozos
- 2 tazas cuscús, cocido

¿Cómo prepararlo?

A fuego medio, calentar la mitad del aceite de oliva en una sartén. Añadir los pimientos rojos, espárragos, media cebolla y 2 ajos. Cocinar hasta que comiencen a ablandar. Agregar el camarón y cocinar hasta que esté rosa y firme. Añadir el jugo de limón, albahaca, orégano y romero.

En una sartén aparte, calentar el aceite restante. Añadir la cebolla y ajo, y cocinar hasta que ablande. Agregar el cuscús y mezclar bien. Calentar y servir el camarón sobre el cuscús.

Información nutricional:

Calorías totales: 749

Vitaminas: Vitamina B6 1.8mg, Vitamina B12 2.2µg, Vitamina C 89mg, Vitamina E 9mg, Vitamina K 71µg

Minerales: Magnesio 97mg, Fósforo 535mg, Selenio 141µg Zinc 4mg

Azúcares: 6g

34. Ensalada de Remolacha Asada con Naranja y Nueces

El dulce de la miel y lo cítrico de la naranja hacen de esta ensalada de remolacha una maravillosa y terrosa. Las remolachas tienen un alto nivel de nitratos, que expanden los vasos sanguíneos y permiten un mayor flujo de sangre hacia el cerebro. Un flujo saludable permite una mayor concentración y capacidad de memoria.

Ingredientes:

- 2 remolacha roja, sin piel y en cubos grandes
- 2 remolacha doradas, sin piel y en cubos grandes
- 2 cucharadas de aceite de oliva
- 1 cucharada romero fresco, en trozos
- 1 cucharada ralladura de naranja
- 3 tazas espinaca
- 1 naranja grande, sin piel y en gajos
- 1/4 tazas nueces
- 1/4 tazas queso de cabra blando desmenuzado
- 2 cucharadas miel
- 2 cucharadas vinagre balsámico

¿Cómo prepararlo?

Precalentar el horno a 450 grados.

Mezclar las remolachas con aceite de oliva, romero y ralladura de naranja. Hornear por 20 a 25 minutos, revolviendo cada 10 minutos, o hasta que ablanden. Remover y dejar enfriar por completo.

En un tazón grande, mezclar las remolachas cocidas, espinaca, naranja, nueces y queso. Dividir en tazones para servir. Rociar con miel y vinagre y servir.

Información nutricional:

Calorías totales: 473

Vitaminas: Vitamina A 292µg, Vitamina C 56mg, Vitamina K 238µg

Minerales: Magnesio 114mg, Fósforo 232mg

Azúcares: 38g

35. Envuelto de Vegetales Balsámicos

El vinagre balsámico da a estos envueltos de vegetales un cierre para crear una comida liviana y rápida. Repleto de diferentes vegetales, este envuelto contiene una variedad de vitaminas y minerales para ayudar con la función diaria del cerebro, manteniéndolo alerta y energizado.

Ingredientes:

- 1 cucharada aceite de oliva
- 1 calabacín pequeño, en tiras finas
- 1 pimiento rojo, en tiras finas
- 1 cebolla pequeña, en tiras finas
- 1/4 tazas champiñones, en trozos
- 1/2 taza espinaca
- 2 diente de ajo, aplastado
- 2 cucharadas miel
- 1/4 tazas vinagre balsámico
- 2 tortillas grandes de trigo integral

¿Cómo prepararlo?

En una sartén mediana, calentar aceite de oliva a fuego medio. Una vez caliente, combinar todos los ingredientes excepto la miel, vinagre y tortillas. Cocinar hasta que los vegetales ablanden.

En una sartén mediana, combinar la miel y vinagre. Cocinar a fuego medio, hervir y cocinar hasta que espese levemente. Revolver frecuentemente.

En una superficie plana, poner las tortillas. Dividir los vegetales cocidos entre las tortillas y rociar con la salsa de miel y vinagre. Doblar los lados y enrollar como un burrito. Servir.

Información nutricional:

Calorías totales: 522

Vitaminas: Vitamina A 284µg, Vitamina B6 0.6mg, Vitamina C 99mg, Vitamina K 190µg

Minerales: Potasio 1047mg, Fósforo 283mg

Azúcares: 44g

36. Camarones Mediterráneos con Pasta

Un giro en la popular dieta mediterránea, este plato de camarones y pasta es fresco y está lleno de sabor. Las especias mediterráneas populares, como el ajo y alcaparras, proveen nutrientes extra para mejorar la función cognitiva y disminuir el declive de la actividad cerebral.

Ingredientes:

- 1 cucharada aceite de oliva
- 1/2 libra camarones crudos, sin piel ni vaina
- 2 diente de ajo, aplastado
- 1 cebolla pequeña, en cubos
- 1/4 tazas calabacín, en cubos
- 1/4 tazas berenjena, en cubos
- 1/4 tazas alcaparras, coladas y secas
- 1 taza espinaca
- 1/2 taza tomates, en cubos
- 4 tazas de pasta de trigo integral, cocida
- 1/4 tazas parmesano rallado

¿Cómo prepararlo?

En una sartén, calentar el aceite a fuego medio. Añadir los camarones, ajo, cebolla, calabacín y berenjena. Cocinar hasta que los calamares comiencen a hacerse firmes y los vegetales blandos. Agregar las alcaparras, espinaca y tomate. Cocinar hasta que la espinaca marchite y los tomates estén calientes. Añadir la pasta, y continuar cocinando hasta que la pasta se haya calentado. Cubrir con parmesano rallado.

Información nutricional:

Calorías totales: 517

Vitaminas: Vitamina A 184 µg, Vitamina B6 0.5mg, Vitamina B12 1.6µg, Vitamina K 88µg

Minerales: Calcio 360mg, Magnesio 132mg, Fósforo 598mg, Selenio 97µg, Zinc 4mg

Azúcares: 5g

37. Pollo al Pimentón Dulce con Frijoles y Quínoa

Esta entrada de pollo bien completa es una gran fuente de hierro. El hierro está directamente conectado con la salud y función cerebral. No solo asiste al buen flujo sanguíneo, sino que también crea caminos neurales para ayudar a prevenir el decaimiento cognitivo.

Ingredientes:

- 1 cucharada aceite de oliva
- 2 pechuga de pollo sin piel ni hueso, en cubos
- 2 cucharadas Pimentón dulce
- 2 diente de ajo, aplastado
- 2 tazas frijoles verdes frescos
- 1 taza frijoles de manteca
- 1/2 taza anacardos
- 2 tazas quínoa, cocida

¿Cómo prepararlo?

Añadir aceite de oliva a una sartén y calentar a fuego medio. Agregar el pollo y cocinar hasta que no quede rosa. Mezclar con el pimentón dulce, ajo y frijoles verdes. Continuar cocinando hasta que los frijoles comiencen a ablandar. Añadir los frijoles de manteca y anacardos. Servir junto con quínoa cocida.

Información nutricional:

Calorías totales: 714

Vitaminas: Vitamina A 199µg, Vitamina B6 1.1mg, Vitamina B12 1µg, Vitamina K 63µg

Minerales: Hierro 8mg, Magnesio 247mg, Fósforo 803mg, and Selenio 77mg, Zinc 6mg

Azúcares: 7g

38. Fettuccini de Espinaca y Pesto con Tomates Secos

Un ingrediente poco usado, los tomates secos contienen más vitamina C y A que los tomates crudos. Ambas vitaminas protegen las células del cerebro del daño de radicales libres, y son una forma excelente de mejorar la salud general del cerebro.

Ingredientes:

- 1 cucharada aceite de oliva
- 2 diente de ajo, aplastado
- 1 taza tomates secos
- 2 tazas espinaca
- 1/2 libra Fettuccini de trigo integral, cocido
- 2 cucharadas pesto de albahaca
- 1/4 tazas parmesano rallado

¿Cómo prepararlo?

Calentar el aceite de oliva a temperatura media. Añadir el ajo y tomates secos. Cocinar hasta que arroje aroma, agregar la espinaca, y continuar cocinando hasta que marchite. Añadir el Fettuccini y pesto. Mezclar para combinar, y calentar. Dividir en platos y cubrir con parmesano.

Información nutricional:

Calorías totales: 464

Vitaminas: Vitamina A 187µg, Vitamina C 21mg, Vitamina K 178 µg

Minerales: Magnesio 139mg, Fósforo 365mg, Selenio 47µg, Zinc 3mg

Azúcares: 12g

39. Rodaballo Sellado con Repollo Rojo

Combinando el rodaballo y repollo en esta entrada fresca y crujiente, crea una súper fuerza de vitaminas y minerales impulsadoras para el cerebro. El repollo rojo es una fuente poderosa anti edad, mientras que el rodaballo está repleto con omega 3 y vitamina B, para darle más energía al cerebro.

Ingredientes:

- 2 cucharadas de aceite de oliva, dividido
- 1 cucharadita cúrcuma molida
- 1/2 cucharadita comino molido
- 1/2 cucharadita sal
- 1/2 cucharadita pimienta cayena
- 2 (6 onzas) Filetes de rodaballo
- 1 bulbo de hinojo, en rodajas
- 1 cebolla morada pequeña, en rodajas finas
- 2 tazas repollo rojo, rallado
- 3 cucharadas piñones
- 1 naranja grande, sin piel y en gajos

¿Cómo prepararlo?

Calentar la mitad del aceite de oliva en una sartén mediana. Mezclar la cúrcuma, comino, sal y pimienta cayena. Sazonar el rodaballo con la mezcla de especias y poner en aceite de oliva caliente. Una vez que dore, rotar y cocinar el segundo lado hasta que esté cocido. Remover de la sartén y dejar a un lado.

En la misma sartén, añadir el aceite de oliva restante. Agregar el hinojo, cebolla y repollo. Cocinar hasta que los vegetales no estén crujientes. Añadir los piñones y naranja. Poner en platos y cubrir con el rodaballo.

Información nutricional:

Calorías totales: 491

Vitaminas: Vitamina A 144µg, Vitamina B6 0.6mg, Vitamina B12 3.1µg, Vitamina C 68mg, Vitamina D 8µg, Vitamina E 6mg, Vitamina K 123µg

Minerales: Magnesio 127mg, Fósforo 900mg, Selenio 78µg, Colina 228mg

Azúcares: 10g

40. Pollo, Aceitunas y Tomate con Orzo de Hierba y Espinaca

Combinando las aceitunas, tomates y espinaca en esta entrada, crea una central de agentes anti inflamatorios. Incrementando el flujo de sangre y dándole a las células del cerebro el oxígeno que necesitan, cada uno de estos ingredientes debería ser consumido regularmente.

Ingredientes:

- 1 cucharada aceite de oliva
- 1 cucharada jugo de limón
- 1 cucharada orégano seco
- 1 diente de ajo, aplastado
- 2 pechuga de pollo sin piel ni hueso
- 1 tomate, en cubos
- 1/4 tazas aceitunas negras
- 2 tazas orzo, cocido
- 1/2 taza espinaca
- 1 cucharadita albahaca fresca, en trozos
- 1 cucharadita romero fresco, en trozos

¿Cómo prepararlo?

Combinar el aceite, jugo de limón, orégano y ajo. Verter sobre el pollo y dejar reposar por 30 minutos.

En una sartén a fuego medio, poner el pollo. Cocinar un lado hasta que dore y darlo vuelta. Mientras se cocina el otro lado, añadir los tomates y aceitunas. Revolver gentilmente. Una vez que el pollo esté cocido, remover del fuego.

En una segunda sartén, añadir el orzo, espinaca, albahaca y romero. Cocinar hasta que la espinaca marchite y el orzo se haya calentado. Verter en platos. Cubrir con el pollo, tomate y aceitunas.

Información nutricional:

Calorías totales: 675

Vitaminas: Vitamina B6 1.4mg, Vitamina K 70µg

Minerales: Fósforo 569mg, Selenio 97mg, Zinc 3mg, Tiamina 0.6mg, Riboflavina 0.5mg, Niacina 30mg, Colina 189mg

Azúcares: 3g

41. Ensalada de Col Rizada Caliente con Vinagreta de Limón

Al juntar la col rizada con limón, se crea una combinación de comida poderosa. No solo el limón balancea el sabor audaz de la col rizada, sino que combina hierro con vitamina C. Esto mejora la absorción de ambos, permitiendo que el cuerpo obtenga los beneficios completos de ambos suplementos.

Ingredientes:

- 1 cucharada aceite de oliva
- 1/2 taza calabacín, en cubos
- 1/2 taza berenjena, en cubos
- 1/2 taza tomate, en cubos
- 3 tazas col rizada, en trozos
- 1 taza espinaca, en trozos
- 1/2 taza nueces, en trozos
- 1 cucharada miel
- 2 cucharadas jugo de limón

¿Cómo prepararlo?

En una sartén, calentar el aceite de oliva a fuego medio. Añadir el calabacín, berenjena y tomate. Cocinar hasta que ablanden.

Mezclar la col rizada y espinaca, y dividir en tazones para servir. Cubrir con la mezcla de calabacín y nueces.

En un tazón pequeño, batir la miel y el jugo de limón. Rociar sobre la ensalada y servir.

Información nutricional:

Calorías totales: 521

Vitaminas: Vitamina A 340µg, Vitamina B6 1mg, Vitamina C 78mg, Vitamina K 431µg

Minerales: Magnesio 116mg, Fósforo 404mg, Selenio 50µg

Azúcares: 8g

OTROS TITULOS DE ESTE AUTOR

70 Recetas De Comidas Efectivas Para Prevenir Y Resolver Sus Problemas De Sobrepeso: Queme Calorías Rápido Usando Dietas Apropiadas y Nutrición Inteligente

Por

Joe Correa CSN

48 Recetas De Comidas Para Eliminar El Acné: ¡El Camino Rápido y Natural Para Reparar Sus Problemas de Acné En 10 Días O Menos!

Por

Joe Correa CSN

41 Recetas De Comidas Para Prevenir el Alzheimer: ¡Reduzca El Riesgo de Contraer La Enfermedad de Alzheimer De Forma Natural!

Por

Joe Correa CSN

70 Recetas De Comidas Efectivas Para El Cáncer De Mama: Prevenga Y Combata El Cáncer De Mama Con una Nutrición Inteligente y Alimentos Poderosos

Por

Joe Correa CSN

www.ingramcontent.com/pod-product-compliance
Lightning Source LLC
Chambersburg PA
CBHW051028030426
42336CB00015B/2770

* 9 7 8 1 6 3 5 3 1 2 5 2 2 *